BEI GRIN MACHT SICH IHR
WISSEN BEZAHLT

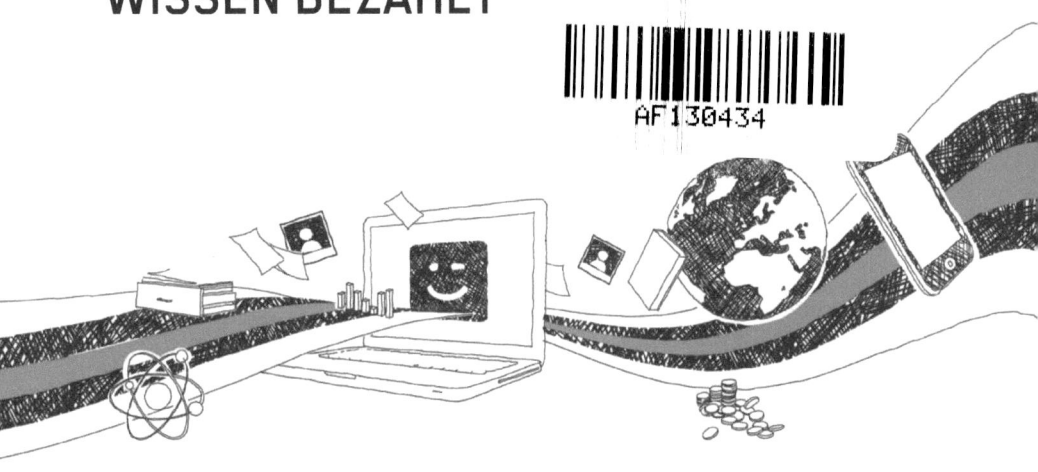

- Wir veröffentlichen Ihre Hausarbeit,
  Bachelor- und Masterarbeit

- Ihr eigenes eBook und Buch -
  weltweit in allen wichtigen Shops

- Verdienen Sie an jedem Verkauf

Jetzt bei www.GRIN.com hochladen
und kostenlos publizieren

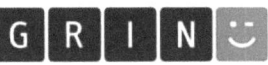

Chronische Schmerzpatienten und die Durchführung von Übungen und körperlicher Aktivität. Anreize und Barrieren

Erkenntnisgewinne aus qualitativen Erhebungen

Leon Laakmann

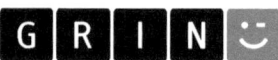

Bibliografische Information der Deutschen Nationalbibliothek:

Die Deutsche Nationalbibliothek verzeichnet diese Publikation in der Deutschen Nationalbibliografie; detaillierte bibliografische Daten sind im Internet über http://dnb.d-nb.de abrufbar.

ISBN: 9783346517814
Dieses Buch ist auch als E-Book erhältlich.

© GRIN Publishing GmbH
Nymphenburger Straße 86
80636 München

Druck und Bindung: Books on Demand GmbH, Norderstedt Germany
Gedruckt auf säurefreiem Papier aus verantwortungsvollen Quellen

Das Buch bei GRIN: https://www.grin.com/document/1139377

Hausarbeit

Anreize und Barrieren für chronische Schmerzpatienten bezüglich der Durchführung von Übungen und körperlicher Aktivität - Erkenntnisgewinne aus qualitativen Erhebungen

Vorgelegt von: Leon Laakmann
Studiengang: Therapie- und Gesundheitsmanagement
Modul: Einführung in die Versorgungsforschung
Abgabedatum: 06.07.2021

Zusammenfassung

Chronische Schmerzen können die Lebensqualität von Betroffenen stark beeinträchtigen. Eine Übungstherapie wird in Kombination mit einer Edukation in Deutschland bei chronischen Rückenschmerzen empfohlen. Die Adhärenz zur Übungstherapie, also die Umsetzung der gemeinsam mit dem Therapeuten[1] festgelegten Trainingsinhalte, stellt das Hauptproblem im physiotherapeutischen Alltag dar. Daraus resultiert die Frage, wie die Motivation von chronischen Schmerzpatienten gefördert werden kann. Das Ziel dieser Arbeit war die Identifikation von Anreizen und Barrieren bezüglich der Durchführung von Übungen und körperlicher Aktivität, um daraus ableitend Handlungsansätze zu erörtern. Methodisch wurden mithilfe einer festgelegten Suchstrategie insbesondere qualitative Erhebungen und systematische Übersichtsarbeiten einbezogen, um die individuelle Patientenperspektive und die komplexen Einflussfaktoren in der Tiefe zu analysieren. Als Hauptbarrieren wurde ein Zeitmangel, eine Inkompatibilität im Alltag, eine unspezifische Diagnosestellung und ein Angstvermeidungsverhalten erfasst. Die stärksten Anreize haben ein individuelles Übungsprogramm, eine Supervision, eine Edukation und eine soziale Unterstützung ergeben. Als Handlungsansätze konnten Fortbildungen und Konzepte erörtert werden, die die kommunikativen Fähigkeiten der Therapeuten schulen und nachhaltige Reflexionsprozesse beim Patienten auslösen. Zukünftig könnten zudem neue Technologien die Therapie von chronischen Schmerzpatienten zeiteffizient unterstützen.

---

[1] Zur besseren Lesbarkeit wird in der vorliegenden Arbeit auf die gleichzeitige Verwendung männlicher und weiblicher Sprachformen verzichtet. Es wird das generische Maskulinum verwendet, wobei beide Geschlechter gleichermaßen gemeint sind.

Inhaltsverzeichnis

Abbildungsverzeichnis

1 Einleitung

Chronische Schmerzen dauern definitionsgemäß länger als 12 Wochen an und können die Lebensqualität von Betroffenen maßgebend beeinträchtigen, da sie mit Schlafproblemen, Ängsten und Alltagseinschränkungen verbunden sind (Hurley et al., 2018, S. 1; Geneen et al., 2017, S. 2). Eine Übersichtsarbeit zeigt unter Einschluss von 21 Cochrane Reviews auf, dass Übungen und eine Steigerung der physischen Aktivität als empfohlene Interventionen für chronische Schmerzpatienten eingesetzt sowie durch zahlreiche Forschungsarbeiten bezüglich der Effektivität untersucht wurden. Dabei wurde herausgestellt, dass Trainingsprogramme sehr heterogen bezüglich Art und Intensität gestaltet sind, aber ein signifikanter Effekt auf die körperliche Funktionsfähigkeit des Übenden geschlussfolgert werden kann (Geneen et al., 2017, S. 2). Grundlegende Prämisse für die Effektivität einer aktiven Bewegungstherapie ist die nachhaltige Umsetzung der gemeinsam vereinbarten Aktivitätsziele. Dieses Übereinstimmen von vereinbarten und tatsächlich durchgeführten Verhaltensweisen ist in der Literatur mit dem Begriff der Adhärenz beschrieben und stellt eines der Hauptprobleme im physiotherapeutischen Alltag dar. Die Relevanz dieser Problemstellung wird insbesondere bei der Behandlung von Personen mit persistierenden Schmerzen deutlich, da eine Schmerzreduktion durch Übungen meist nicht unmittelbar erzielt werden kann. Hierdurch entsteht eine Barriere bei der Ausführung, da die Reduktion der Schmerzen meist als zentrales Ziel von Patienten angegeben wird und anfänglich der Nutzen der Übungen nicht erkennbar ist (Schäfer, 2017, S. 2; Slade, Patel, Psychol, Underwood & Keating, 2014, S. 7). Die zielführende Fragestellung lautet dahingehend, wie die Motivation bezüglich der Durchführung von Übungen und körperlicher Aktivität bei chronischen Schmerzpatienten gefördert werden kann.

Um der Fragestellung strukturiert nachzugehen, wird zunächst die Relevanz der Patientenperspektive in der Versorgungsforschung beschrieben. Im Hauptteil werden relevante Barrieren und Anreize für Betroffene bezüglich der Durchführung von Übungen und körperlicher Aktivität erörtert. Daraus resultierend werden Handlungsansätze dargestellt, die die Barrieren und Anreize adressieren können. Abschließend sollen die motivationalen Faktoren zusammengefasst und diskutiert werden.

In dieser Arbeit sind hauptsächlich qualitative Studien ausgewählt worden, da diese die komplexen motivationalen Faktoren der individuellen Patienten in der Tiefe erheben können. Personen mit einer ähnlichen Diagnose zeigen sehr unterschiedliche Bedürfnisse und Erwartungen an die Therapie, die das Endergebnis der Intervention stark beeinflussen können (Borgetto et al., 2007, S. 2). Der größte Teil der einbezogenen Literatur wurde durch eine gezielte Suchstrategie in der Datenbank „MEDLINE" durch „PubMed" recherchiert.

Die Suchstrategie ist zur Nachvollziehbarkeit dieser Arbeit in *Abbildung 1* dargestellt. Es wurde ein sensitives Rechercheprinzip genutzt, um möglichst alle relevanten Treffer aus den letzten zehn Jahren zu erhalten.

("barrier*" OR "facilitator*" OR "harm*" OR "benefit*" OR "motivation*" OR "patient belief*" OR "belief*" OR "attitude*" OR "adherence" OR "Perception*" OR "perspective" OR "experience") AND ("qualitativ*" OR "interview*") AND ("Chronic low back pain" OR "Chronic nonspecific low back pain" OR "Chronic back pain" OR "Chronic pain" OR "Chronic musculoskeletal pain" OR "Chronic pain" [mesh]) AND ("exercise*" OR "exercise therapy" OR "home-based exercise*" OR "home exercise*" OR "exercise program*"OR "physical activity")

Abbildung 1: Suchstrategie

Aus 158 Ergebnissen wurden zunächst relevante Übersichtsarbeiten gelesen. Eine 2014 veröffentlichte Übersichtsarbeit hat bei der Kategorisierung der in dieser Arbeit aufgelisteten Anreize und Barrieren eine besonders große Bedeutung eingenommen. Als Limitation wurde dort von den Autoren der alleinige Einschluss von englischen Studien angeben (Slade et al., 2014, S. 9). Bei „Google Scholar" wurde daher die Übersichtsarbeit eingegeben, um nach aktuellen deutschen Artikeln zu suchen, die den Übersichtsartikel zitiert haben. Eine für diese Arbeit wichtige deutschsprachige Studie wurde gefunden, die den Übertrag für die deutsche Physiotherapie beschrieben hat. Zusätzlich wurde mit deutscher Grundlagenliteratur und deutschen Artikeln aus Physiotherapiezeitschriften die Literaturrecherche ergänzt.

2 Relevanz der Patientenperspektive in der Versorgungsforschung

Ein besonderer Schwerpunkt in der Versorgungsforschung ist die Beurteilung der Wirksamkeit von Interventionen unter Alltagsbedingungen. Dabei wird auf die mögliche Umsetzungsproblematik von Studienergebnissen hingewiesen, die unter kontrollierten, gleichverteilten Kontextbedingungen stattgefunden haben (Schrappe & Pfaff, 2016, S. 1-3). Die bewusste Minimierung von Einflussfaktoren und die Eingrenzung auf ein eng definiertes Patientenkollektiv könnte nämlich zu einem Überschätzen oder Unterschätzen der Wirksamkeit führen. Daher werden die komplexen Einflussfaktoren des Praxisalltags in der Versorgungsforschung nicht als Störvariablen vorab ausgeschlossen, sondern bewusst als potenzielle Wirkfaktoren mit einbezogen (Schrappe & Pfaff, 2017, S. 14).

In *Abbildung 2* wird das Throughput-Modell dargestellt, welches die beschriebene Umsetzungsproblematik veranschaulicht. Die Differenzierung zwischen Input, Throughput,

Output und Outcome sowie die mit den Pfeilen beschriebene Wechselwirkungen sollen die Komplexität der Wirkfaktoren in der Versorgungswirklichkeit darstellen (Pfaff, 2020, S. 2).

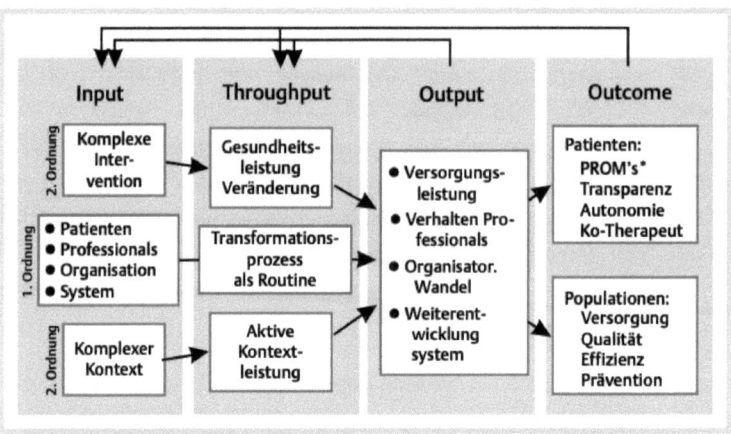

Abbildung 2: Aktualisierte Form des Throughput-Modells (Schrappe & Pfaff, 2016, S. 4)

Im Folgenden soll anhand des Throughput-Modells die Relevanz der Patientenorientierung in der Versorgungsforschung dargestellt werden. Dem Patienten wird immer mehr eine bedeutende, aktive Rolle zugeschrieben. So gilt der Patient mit seinen individuellen Ressourcen als Input erster Ordnung und beeinflusst als Basis die Wirkung einer Gesundheitsleistung, welches in *Abbildung 2* auf der linken Seite dargestellt wird. Zudem wird das Outcome, also das Endergebnis einer Intervention, zunehmend durch patientenrelevante Faktoren wie z.B. das Schmerzempfinden oder die Lebensqualität erhoben, welche meist von dem Betroffenen allein beurteilt werden (Schrappe & Pfaff, 2011, S. 6). Dieselbe Versorgungsleistung als Output kann dadurch bei verschiedenen Personen zu einer sehr heterogenen Beeinflussung des Outcomes führen.

Die Merkmale der Patienten wie z.B. die zugrundeliegenden Präferenzen und Einstellungen wirken zusammenfassend als aktiver Kontext, der eine Rolle bei dem Zustandekommen der Wirkung einnimmt. Diese aktive Kontextleistung kann unter Umständen sogar größere Gesundheitseffekte in Form des Outcomes erzielen als die Gesundheitsleistung selbst. Daher ist es relevant den Betroffenen als aktives Entscheidungsmitglied bzw. Ko-Therapeuten anzusehen, welches in *Abbildung 2* auf der rechten Seite aufgezeigt wird (Schrappe & Pfaff, 2016, S. 3).

Qualitative Erhebungen können komplexe Handlungssituationen von Patienten besser erfassen, welches bei der subjektiven Perspektive von Patienten bezüglich körperlicher Aktivität entscheidend ist (Schäfer, 2017, S. 3). Das Zusammenspiel von Schmerzen, psychologischen Faktoren und Übungen kann nur durch die Ergänzung von qualitativen

Studien erhoben werden (Hurley et al., 2018, S. 8). Deshalb wird in dieser Arbeit der Fokus auf qualitative Studien gelegt, um die Perspektive sowie die komplexen Einflussfaktoren des Übenden zu erörtern.

3 Einflussfaktoren auf die Adhärenz bei chronischen Schmerzpatienten

Das Identifizieren von motivationalen Faktoren für die Durchführung von Trainingsprogrammen ist essenziell, da Therapeuten bei der Gestaltung von Interventionen und Behandlungskonzepten diese Kriterien berücksichtigen und somit eine größere Adhärenz erzeugen können (Slade et al., 2014, S. 1). Dabei beeinflussen die Glaubenssätze des Patienten unmittelbar die Einstellung und das Verhalten gegenüber Übungsinterventionen (Hurley et al., 2018, S. 2). Sowohl Barrieren als auch Anreize liefern wichtige Erkenntnisse für die praktische Arbeit mit chronischen Schmerzpatienten, die in den nächsten beiden Kapiteln dargestellt werden sollen.

3.1 Barrieren

In einer systematischen Übersichtsarbeit konnten Slade et al. (2014, S. 7) eine Kategorisierung der Hauptbarrieren für die Ausführung von Übungen und physischer Aktivität erstellen. Dabei wurde zwischen den Faktoren Zeitmangel, Inkompatibilität im Alltag, unspezifische Diagnosestellung und Angstvermeidungsverhalten unterschieden. Diese Einteilung wurde in der vorliegenden Arbeit grundlegend übernommen. Zusätzlich wurde die fehlende kurzfristige Schmerzreduktion erörtert, da dies in aktuelleren Erhebungen als relevante Barriere beschrieben wurde (Boutevillain, Dupeyron, Rouch, Richard & Coudeyre, 2017, S. 6; Schäfer, 2017, S. 2). Im Folgenden werden diese Hauptbarrieren zunächst einzeln aufgeführt, um anschließend die Erkenntnisgewinne für den Praxisalltag zusammenfassend darzustellen.

3.1.1 Zeitmangel und Inkompatibilität im Alltag

Ein Eigenübungsprogramm erfordert im Vergleich zu einer Medikamenteneinnahme viel größere zeitliche und physische Ressourcen, wodurch eine im Vergleich verminderte Adhärenz zu einer Übungstherapie schon prädestiniert sein könnte (Schäfer, 2017, S. 2). Patienten geben häufig einen Zeitmangel als hemmenden Faktor bezüglich der Durchführung von Übungen an. Bei einer qualitativen Erhebung von 16 Interviews mit chronischen Rückenschmerzpatienten wurde der Zeitmangel als größte Barriere beschrieben. Unter anderem gaben die Patienten an für die Übungsdurchführung früher aufstehen zu müssen, welches aufgrund von anstrengenden Arbeitszeiten keine realistische Option darstellen würde (Boutevillain et al., 2017, S. 7-9).

Zusätzlich empfinden die Patienten die Zeit mit dem Therapeuten als zu kurz, welches Stress auslöst und ebenfalls zu einer Motivationsbeeinträchtigung führt. Die enge zeitliche Taktung im deutschen Physiotherapiealltag reduziert die Flexibilität bei der Gestaltung der Therapie. So bleibt häufig zu wenig Zeit, um die Ziele der Übungen ausführlich zu erklären und eine adäquate Edukation in die Therapie mit einzubeziehen (Schäfer, 2017, S. 6). Insbesondere wenn aufgrund des Zeitmangels nur ein standardisierter Übungszettel ausgehändigt wird, bleibt der Sinn des Trainingsprogramms häufig unklar und führt zu keiner langfristigen Motivationsbereitschaft (Slade et al., 2014, S. 6). Trotzdem können Informationsbroschüren, Bücher und Lektüren einen zusätzlichen Nutzen darstellen und Zeit bei der persönlichen Edukation einsparen (Glier, 2019, S. 60-63).

Die Inkompatibilität im Alltag könnte unter anderem aus der fehlenden zeitlichen Ressource hervorgehen. Allerdings geben Patienten ebenfalls an, dass die Gestaltung der Priorisierung einen großen Einfluss hat. Häufig werden andere Aufgaben wie Haushaltstätigkeiten oder Familienverantwortlichkeiten höher gewichtet (Slade et al., 2014, S. 7; Hurley et al., 2018, S. 29). Diese Einsicht wird durch die Befragung von regelmäßig körperlich aktiven chronischen Schmerzpatienten bestätigt, die eine höhere Priorisierung bezüglich der Durchführung von Übungen haben (Morin Chabane, Coutinho, Laliberte & Feldman, 2020, S. 4). Die wahrgenommene zur Verfügung stehende Zeit ist somit auch von der Priorisierung der Tätigkeiten im Alltag abhängig. Eine Barriere entsteht, wenn Übungen und körperliche Aktivität eine geringe Bedeutung zugeschrieben und daraus resultierend andere Aufgaben vorgezogen werden.

3.1.2 Keine kurzfristige Schmerzreduktion

Eine Übungstherapie liefert meist keine unmittelbare Schmerzreduktion (Geneen et al., 2017, S. 23). Betroffene geben allerdings häufig eine Schmerzreduktion als wichtigstes Ziel an. Daher fällt es gerade in den Anfängen der Therapie schwer die Patienten zu motivieren, da die Übenden den Mehrwert nicht unmittelbar erkennen. Effekte einer gesteigerten körperlichen Aktivität wie eine bessere Funktionsfähigkeit im Alltag könnten von chronischen Schmerzpatienten nicht als zielführend betrachtet werden, wenn der alleinige Fokus auf der Erwartungshaltung einer Schmerzreduktion bestehen bleibt (Slade et al., 2014, S. 7-8). Wenn Übende nach einer Therapieeinheit unaufgeklärt kurzfristig vermehrt Schmerzen verzeichnen, setzt dies die Adhärenz deutlich herab (Schäfer, 2017, S. 1; Palazzo et al., 2016, S. 3). In der Befragung von 18 Probanden nach einer multimodalen Schmerztherapie gaben die Patienten als Ursache für Schmerzen während der Trainingstherapie eine zu geringe Individualisierung an, welches die Probanden demotivierte (Karlsson, Gerdle, Takala, Andersson & Larsson, 2018, S. 7). Der Fokus sollte dementsprechend auch auf andere bedeutsame Ziele der Betroffenen wie die Funktionsfähigkeit im Alltag gerichtet werden. Diese Wahrnehmungslenkung fehlt häufig, da der Therapeut am Anfang der Therapie nicht die verschiedenen Effekte und Fokuspunkte der Übungen darlegt (Boutevillain et al., 2017, S. 9).

3.1.3 Unspezifische Diagnosestellung

Für Personen mit persistierenden Schmerzen ist es sehr unbefriedigend, dass keine spezifisch erfassbare Struktur ihres Körpers für ihre Schmerzen verantwortlich ist. Sie können meist die Entstehung der Beschwerden nicht nachvollziehen (Slade et al., 2014, S. 7; Butler & Moseley, 2016, S. 78). Zudem verwirrt es die Betroffenen, dass der Schmerz variabel auftritt und nicht immer spezifisch lokalisierbar ist. Die unvorhersehbare Veränderung der Schmerzintensität beeinflusst stark die Motivation Übungen durchzuführen, da sie nicht wissen, ob die Schmerzen durch die Übungen provoziert werden (Vader, Doulas, Patel & Miller, 2019, S. 8).

3.1.4 Angstvermeidungsverhalten

Bei einer systematischen Übersichtsarbeit über Patienten mit chronischen Schmerzen im Bereich der Hüfte und der Knie konnten zwölf qualitative Studien einbezogen werden. Dabei gaben die Probanden an, physische Aktivität eigentlich als gesund für die Gelenke zu empfinden. Trotzdem schlussfolgerten Sie einen klaren Zusammenhang zwischen Schmerzen beim Sport und einem Gewebeschaden im Körper. Daraus resultiert insbesondere bei inadäquater Aufklärung, dass Patienten aufgrund von Unsicherheit intensiveren Sport lieber grundsätzlich vermeiden (Hurley et al., 2018, S. 3). Auch die Patientengruppe in der qualitativen Studie von Boutevillain et al. (2017, S. 7) teilten mit, dass die Schmerzintensität mit dem Gewebeschaden korreliert. In einer weiteren Erhebung wurden 16 Teilnehmer, die wegen persistierenden Hüftschmerzen sich demnächst einer Operation unterziehen wollten, nach den Gründen für den Schaden in ihrer Hüfte befragt. Der Großteil machte eine übungsindizierte Verletzung für das Strukturproblem verantwortlich (de Oliveira et al., 2020, S. 1). Betroffene mit einem hohen Wert auf einer Skala für das Angstvermeidungsverhalten, hatten auch vermehrt den Glaubenssatz, dass Schmerzen zu Schaden und Schmerzen bei Bewegung zu einer Funktionseinschränkung führen (Bunzli, Smith, Watkins, Schütze & O'Sullivan, 2015, S. 1). Das Angstvermeidungsverhalten wurde verstärkt, wenn der Physiotherapeut von Heimübungen abgeraten hatte, um eine Verschlimmerung der Schmerzen zu verhindern (Boutevillain et al., 2017, S. 8). Die Unsicherheit zeigt sich gerade dann, wenn die Betroffenen bei Heimübungen auf sich allein gestellt sind. Dabei kann schon das Vergessen von Feinheiten bei der Übungsdurchführung die Motivation lindern, weil das Gefühl entsteht, die Bewegungsvorgaben wohlmöglich nicht richtig auszuführen (Schäfer, 2017, S. 4; Slade et al., 2014, S. 5). Das Vermeiden von Bewegung entsteht durch ein generelles Abwägen von Vor- und Nachteilen, wobei die Angst ein entscheidender Faktor für das Überwiegen der

Nachteile sein kann. Daraus resultieren mehrere Autoren, dass aufgrund der Angst anfänglich mit einer geringeren Intensität der Übungen gestartet werden sollte (Karlsson et al., 2018, S. 8; Vader et al., 2019, S. 7).

Zusammenfassend sollten die zeitlichen Ressourcen sowie die Priorisierung von Übungen bei dem individuellen Patienten beachtet werden. Eine zu starke Fokussierung auf die alleinige Schmerzreduktion reduziert die Motivation, da eine Übungstherapie meist nicht unmittelbar Schmerzen reduzieren kann. Das fehlende Verständnis für unspezifische chronische Schmerzen und negative Assoziationen zu körperlicher Aktivität können zu einem Angstvermeidungsverhalten und somit zu einer geringeren Adhärenz führen.

3.2 Anreize

Aus den Erkenntnissen über die Barrieren für chronische Schmerzpatienten, Übungen und körperliche Aktivität auszuführen, können teilweise unmittelbar Anreize abgeleitet werden. Im Folgenden sollen diese Förderfaktoren strukturiert dargestellt und der Rückbezug zu den Barrieren aufgezeigt werden.

3.2.1 Individualisierte Übungsprogramme

Trainingsprogramme sollten möglichst maßgeschneidert an die individuellen Präferenzen, Erfahrungen und Fähigkeiten des Patienten angepasst werden (Hurley et al., 2018, S. 1; Slade et al., 2014, S. 8). Bei den Barrieren wurde bereits im Abschnitt 3.1.1 beschrieben, dass die zur Verfügung stehende Zeit entscheidend für die Übungsausführung ist. Diesbezüglich ist die Anzahl an Übungen relevant. Bei einer qualitativen Studie wurden 29 chronische Rückenschmerzpatienten zu einem heimbasierten Übungsprogramm befragt. Ältere und weniger übungsaffine Probanden gaben dabei an, dass sie sich nicht mehr als vier Übungen merken können. Jüngere und übungsaffine Patienten forderten dahingegen eine größere Übungsauswahl, um eine Variationsmöglichkeit zu haben (Palazzo et al., 2016, S. 2). Die gleiche Anzahl an Bewegungsaufgaben kann sowohl unterfordern als auch überfordern, welches die individuellen Ansprüche und subjektiven Wahrnehmungen unterstreicht (Slade et al., 2014, S. 2). Neben dem Alter und der Übungsaffinität ist der Kontext, die Symptomatik sowie das aktuelle Aktivitätslevel des Patienten ebenfalls entscheidend (Joelsson, Bernhardsson & Larsson, 2017, S. 1). Zudem sollten Trainingsprogramme patientenbezogen als attraktiv und mit Spaß empfunden werden (Boutevillain et al., 2017, S. 9). Ein vorab ausgefüllter Fragebogen könnte hilfreich sein, um auf die individuellen Präferenzen einzugehen (Schäfer, 2017, S. 6). Bei Sportgruppen könnten die Teilnehmer vorab nach Fitnesslevel, Fähigkeiten und Erfahrungen eingeteilt werden (Slade et al., 2014, S. 5). Auch eine grobe Einteilung nach dem Alter sollte vorgenommen werden (Schäfer, 2017, S. 5). Neben den jeweiligen Präferenzen ist sowohl in der Einzeltherapie als auch in der Gruppentherapie die Erfragung der patientenrelevanten Ziele besonders bedeutsam (Schäfer, 2017, S. 6). Im Hinblick auf die schon beschriebene Barriere im Kapitel 3.1.2 wäre es dabei wichtig nicht nur ausschließlich die Schmerzreduktion in den Fokus zu nehmen, sondern den Effekt von körperlicher Aktivität auf andere bedeutsame Ziele wie die Wiedereingliederung in das vorherige soziale Leben zu betonen (Boutevillain et al., 2017, S. 10).

3.2.2 Supervision

In dem systematischen Review von Slade et al. (2014, S. 8) schlussfolgern die Autoren, dass Programme unter supervisierter, therapeutischer Anleitung die Motivation eher anregen als der alleinige Hinweis zu Hause die Übungen auszuführen. Zudem äußern chronische Schmerzpatienten häufig den Bedarf nach Folgeterminen und einer intensiven Nachbetreuung (Slade et al., 2014, S. 6; Palazzo et al., 2016, S. 4; Karlsson et al., 2018, S. 6). Regelmäßige physiotherapeutische Termine fördern dabei die Adhärenz (Schäfer, 2017, S. 6). Die Übungsdurchführung unter Anleitung und Korrektur eines Therapeuten scheint die Angst der Patienten zu nehmen, weshalb sie ein supervisiertes Programm vorziehen und sich einen intensiven Kontakt wünschen (Slade et al., 2014, S. 7). Demgegenüber stehen die Empfehlungen, dass der größte Fokus auf das Selbstmanagement von chronischen Schmerzpatienten gelegt werden sollte (Boutevillain et al., 2017, S. 10). Bei der Rekrutierung für eine aktive Übungsintervention wurden 20 Teilnehmer gefragt, warum sie sich für die Teilnahme entschieden haben. Mehrere Befragte äußerten den Motivationsgrund, dass die Übungstherapie etwas ist, was sie selbst umsetzen können (Holmberg, Farahani & Witt, 2016, S. 3). Einerseits wird somit der Wunsch nach Selbstmanagementstrategien beschrieben, andererseits ist der Wunsch nach einer intensiven Betreuung aufgrund von Angst vorherrschend (Slade et al., 2014, S. 2).

3.2.3 Edukation

In Deutschland wird gemäß der nationalen Versorgungsleitlinie für die Behandlung von Rückenschmerzen eine Übungstherapie in Kombination mit einer Edukation insbesondere bei einer Chronifizierung empfohlen (AWMF, 2017, S. 39). Übende wünschen sich von ihrem Therapeuten, dass die Effektivität der Trainingstherapie erklärt und auf individuelle Fragen eingegangen wird (Slade et al., 2014, S. 5). Dahingehend haben Betroffene häufig ein unzureichendes Wissen über die empfohlene Dauer und Intensität von körperlicher Aktivität (Vader et al., 2019, S. 8). Neben der Erläuterung der Effektivität scheint es besonders relevant zu sein, die Sicherheit der Übungen zu erwähnen (Hurley et al., 2018, S. 2). Eine Veranschaulichung der Robustheit der Wirbelsäule empfanden Probanden mit chronischen Schmerzen beispielsweise als motivierend (Schäfer, 2017, S. 5). Zudem ist eine Schmerzedukation hilfreich, um Schmerzen zu verstehen und Unsicherheiten, die im

Abschnitt 3.1.3 beschrieben wurden, zu reduzieren. Das im Abschnitt 3.1.4 beschriebene Angstvermeidungsverhalten kann reduziert werden, wenn chronische Schmerzen nicht mehr in einem direkten Zusammenhang mit einem Gewebeschaden geschlussfolgert werden (Hurley et al., 2018, S. 2). Chronische Rückenschmerzpatienten gaben nach einer multimodalen Schmerztherapie an, dass sie sich von ihrem Therapeuten Fachwissen über die Physiologie von längeranhaltenden Schmerzen wünschen. Dieses Fachwissen sollte allerdings verständlich vermittelt werden können (Karlsson et al., 2018, S. 7). Trotz des Nutzens einer Edukation bei einer Übungstherapie besteht im ambulanten Sektor der Physiotherapie eine Problematik bei der Umsetzung, da im deutschen Heilmittelkatalog eine Edukation nicht abrechenbar ist (Schäfer, 2017, S. 6).

3.2.4 Soziale Unterstützung

Soziale Einflussfaktoren wie die Verantwortung in der Familie oder bestimmte Kontextbedingungen können häufig nicht unmittelbar verändert werden. Trotzdem sollten diese Faktoren in der Therapie eine Bedeutung erhalten, indem die Lebensumstände erfragt und die Therapieeinheiten daran angepasst werden. Dies betrifft zum Beispiel die Möglichkeit zum Einsatz von Trainingsequipment (Slade et al., 2014, S. 7-8). Finanzielle Nöte sind dahingehend ebenfalls relevant, da hierdurch eine Barriere für die Teilnahme an Sportgruppen entstehen kann (Vader et al., 2019, S. 8). Eine grundlegende soziale Unterstützung sowie ein gutes Therapeuten-Patientenverhältnis wurden bei einer Erhebung mit deutschen chronischen Rückenschmerzpatienten als größte Förderfaktoren benannt (Schäfer, 2017, S. 5-6). Bei einer weiteren qualitativen Studie wurden chronische Rückenschmerzpatienten nach ihrem Verständnis von sozialer Unterstützung befragt. Sozial unterstützend sei grundlegend eine Person, die genau zuhört und motiviert (Palazzo et al., 2016, S. 4). Eine Vereinbarung zur gemeinsamen körperlichen Aktivität mit Gleichaltrigen wirkt motivierend und wird ebenfalls als soziale Unterstützung wahrgenommen (Morin Chabane et al., 2020, S. 4). Die Kontextbedingungen bei einer Trainingstherapie beeinflussen die Wahrnehmung und die Motivation der Teilnehmer. In einer qualitativen Studie mit 29 chronischen Rückenschmerzpatienten gaben die Probanden an, dass sie der klinische Kontext bei der Behandlung ihrer Symptomatik stört. Die Übungstherapie sollte nicht als Behandlung einer Krankheit angesehen werden, sondern vielmehr zum routinierten Alltag und als Förderfaktor zur Aufrechterhaltung der Gesundheit zugeordnet werden (Palazzo et al., 2016, S. 8). Slade et al. (2014, S. 9) schlussfolgern, dass persistierende Schmerzen nicht den Krankheitsmodellen gemäß einer speziellen biologischen Ursache zugeordnet werden können. Stattdessen sollte die Bedeutung von komplexen psychosozialen Einflussfaktoren bei der Gestaltung einer Bewegungstherapie zusätzlich berücksichtigt werden. Die Erstellung einer Übersicht mit dem jeweiligen Anteil der biologischen, psychischen und sozialen Faktoren kann hilfreich sein (Hurley et al., 2018, S. 8).

Zusammenführend ergeben sich bei den aufgeführten Anreizen Rückbezüge zu den zuvor erläuterten Barrieren. Individuelle Übungsprogramme können auf die jeweilige Zeitressource der Patienten eingehen. Eine Supervision mit einer adäquaten Edukation könnte die Angst von Betroffenen reduzieren und somit zu Übungen motivieren. Soziale Einflussfaktoren wie die soziale Unterstützung sollten aufgrund ihrer Bedeutsamkeit für die Adhärenz zur Bewegungstherapie mit einbezogen werden, auch wenn soziale Determinanten nicht immer direkt veränderbar sind.

4 Handlungsansätze

Mit Hilfe der Suchstrategie wurden mehrere Studien über Behandlungskonzepte gefunden, die motivationale Faktoren für die Umsetzung von körperlicher Aktivität bei chronischen Schmerzpatienten ansprechen. Der Nutzen und der Übertrag für die physiotherapeutische Behandlung soll in den nächsten Unterkapiteln erörtert werden.

4.1 Motivational Interviewing

In diesem Unterkapitel soll zunächst die Relevanz einer patientenzentrierten Gesprächsführung für die Adhärenz bei einer Übungstherapie dargestellt werden. Neben der Perspektive der Patienten werden auch Erhebungen zur Therapeutenperspektive mit einbezogen. Anschließend wird der Aufbau und Nutzen der motivationalen Gesprächsführung erläutert.

Eine adäquate Gesprächsführung erfordert aktives Zuhören, welches durch Nachfragen und Interesse des Therapeuten zum Ausdruck gebracht wird (Miller & Rollnick, 2013, S. 26). Die Fähigkeit zum aktiven Zuhören könnte einen ähnlich großen Effekt haben wie die Behandlung mit einer physiotherapeutischen Technik (Slade et al., 2014, S. 8). Der Therapeut löst durch den Gesprächsstil aktive Reflexionsprozesse beim Patienten aus, die einen grundlegenden Veränderungsprozess anregen (Messner, 2018a, S. 53).

Die Therapeutenperspektive zeigt in einer Untersuchung von Cowell et al. (2018, S. 1), dass Physiotherapeuten ein klares Bewusstsein für das bio-psycho-soziale Modell und für die Relevanz des Zuhörens haben. Dennoch gaben die Probanden Probleme an, in der Therapie von chronischen Schmerzpatienten genau zuzuhören und auf psychologische Faktoren einzugehen. Eine weitere Erhebung zur Therapeutenperspektive stellt dar, dass Physiotherapeuten Schwierigkeiten mit dem Umgang einer hohen Schmerzintensität haben, wenn sie keine strukturellen Probleme erörtern können. Die Therapeuten gaben unter anderem an, dass ihnen die Routine fehlen würde, psychologische Faktoren zu adressieren (Morin Chabane et al., 2020, S. 1).

Die Patientenperspektive zeigt in einer aktuellen Erhebung, dass die Betroffenen zuerst selbst ihre Fähigkeiten und Ressourcen erläutern wollen, bevor ein Therapeut diese befundet (Morin Chabane et al., 2020, S. 6). Diese Erkenntnis deckt sich mit dem unter 3.2.1 beschriebenen Bedürfnis von Patienten, dass auf die individuellen Fähigkeiten und Erfahrungen eingegangen wird. Gleichzeitig wird beschrieben, dass Betroffene teilweise physische Aktivität als hochwertig für ihre Lebensqualität bewerten, trotzdem jedoch eine Umsetzungsproblematik besteht. Der Schritt zwischen der Intention zu dem gesundheitsbewussten Verhalten und der letztendlichen Verhaltensausführung fehlt. Die Betroffenen bleiben als Folge inaktiv, obwohl sie wissen, dass die physische Aktivität große Vorteile für ihr generelles Wohlbefinden haben würde (Karlsson et al., S. 10). Die mangelnde Priorisierung von physischer Aktivität im Alltag wurde unter 3.1.1 als Barriere beschrieben. Mit der Erkenntnis, dass bei einer höheren Priorisierung von physischer Aktivität die Umsetzung des Verhaltens trotzdem nicht immer gelingt, stellt sich die Frage, wie der Therapeut die Umsetzung optimal unterstützen kann.

Das Konzept der motivierenden Gesprächsführung könnte diese Umsetzungsproblematik adressieren, da es einen kooperativen Gesprächsstil über die Veränderung eines Verhaltens darstellt, bei dem die intrinsische Motivation des Patienten gefördert wird. Dabei werden neben dem aktiven Zuhören Fragen gestellt, die das Bewusstsein für Ambivalenzen wecken sollen. Durch das Bewusstsein für unschlüssige Gedanken und Verhaltensweisen können Barrieren der Verhaltensänderung reduziert werden (Miller & Rollnick, 2013, S. 27-28). Unter 3.1.4 wurde zum Beispiel einleitend die Ambivalenz beschrieben, dass Patienten in einer Erhebung Bewegung als gesund für ihre Gelenke erachtet haben und gleichzeitig davon ausgegangen sind, dass ein klarer Zusammenhang zwischen Sport und einem Gewebeschaden vorherrscht (Hurley et al., 2018, S. 3). Den Betroffenen könnte das Bewusstsein für die Ambivalenz dazu verhelfen über den Zusammenhang von Sport und einem Gewebeschaden erneut nachzudenken. Physiotherapeuten können dahingehend ihre Kommunikationsfähigkeiten erweitern und Anreize schaffen, motivationslindernde Ambivalenzen in der Behandlung zu identifizieren. Der Therapeut folgt den Gedankengängen und ist wie ein Spiegel für den Patienten. Er regt so zu einer Selbstreflexion an (Messner, 2018a, S. 49). Argumente für eine Bewegungstherapie werden nicht belehrend erläutert. Vielmehr führt der Reflexionsprozess des Patienten selbst dazu, dass Ambivalenzen bewusst und entstehenden Argumente für oder gegen ein Verhalten eindeutiger sowie persönlich relevanter werden (Messner, 2018b, S. 187). Eine Metaanalyse konnte zwölf Studien einbeziehen, die Motivational Interviewing als Konzept bei chronischen Schmerzpatienten angewendet haben. Das Resultat der Autoren legt dar, dass das Konzept die Adhärenz der Patienten signifikant erhöht. Die Effektgröße ist allerdings klein bis moderat und ein Publikationsverzerrung ist nicht auszuschließen.

Weitere Forschungsarbeiten sind nötig, um die Erkenntnisse zu sichern (Alperstein & Sharpe, 2016, S. 2).

Als Resultat kann das Konzept der motivierenden Gesprächsführung dem Patienten durch aktives Zuhören die Chance geben, die eigene Perspektive über relevante Faktoren darzulegen. Gleichzeitig ergibt sich die Möglichkeit für einen Reflexionsprozess, der die Glaubenssätze über eine Übungstherapie verändern könnte. Dem Therapeuten bietet es eine Gesprächstechnik, die die motivationalen Faktoren und Ambivalenzen spiegelt und den Betroffenen aktiv bei einer intrinsischen Motivation zur Verhaltensänderung unterstützt.

4.2 Cognitive Functional Therpapy

Cognitive Functional Therapy ist ein Behandlungskonzept für chronische Schmerzpatienten, welches die motivierende Gesprächsführung als zentralen Bestandteil in die Therapie integriert (Cowell et al., 2019, S. 4). Das Konzept basiert auf einem flexiblen, verhaltensorientierten Behandlungsansatz bei dem durch die Identifikation der komplexen, bio-psycho-sozialen Einflussfaktoren die Therapie von chronischen Schmerzpatienten individualisiert werden soll (O'Sullivan et al., 2018, S. 4). Physiotherapeuten, die die Fortbildung absolviert haben, gaben an, persistierende Schmerzen nun effektiver behandeln zu können. Gleichzeitig äußerten sie allerdings die schwierige Umsetzung in den Praxisalltag. Insbesondere ein genereller Zeitmangel und Betroffene, die stark von einer biomedizinischen Ursache für ihre Symptomatik überzeugt sind, stellten die Hauptbarrieren bei der Umsetzung dar (Cowell et al., 2019, S. 1). Das Konzept ist in der Anwendung dahingehend zeitintensiv, dass einleitend ein ausführliches Anamnesegespräch gemäß der motivierenden Gesprächsführung geführt wird. Anschließend erfolgt eine Schmerzedukation anhand des individuellen Profils des Patienten. Anhand von Verhaltensexperimenten erlernt der Übende unter Anleitung des Therapeuten, dass Schmerzen bei einer Bewegung durch Entspannungstechniken oder Atemübungen unmittelbar bei der Ausführung reduziert werden können. Hierdurch erfährt der Patienten, dass er eine Kontrolle über die Symptomatik hat und diese nicht nur durch biomechanische Gegebenheiten provoziert werden. Dies reduziert die Angst und motiviert zu den vorher vermiedenen Bewegungen. Abschließend erfolgt der Übertrag auf die physische Aktivität im Alltag des Betroffenen (O'sullivan et al., 2018, 11). Die Integration einer verhaltensorientierten Edukation stellt somit, wie bereits im Abschnitt 3.1.1 beschrieben, einen Konflikt mit der kurzen Behandlungszeit und der fehlenden Abrechnungsmöglichkeit in dem deutschen Physiotherapiealltag dar (Schäfer, 2017, S. 6). Bei genauerer Betrachtung des Aufbaus der CFT wird allerdings deutlich, dass alle in dieser Arbeit beschriebenen Förderfaktoren in das Konzept mit einbezogen werden, da die Therapie individuell gemäß der bio-psycho-sozialen Faktoren zugeschnitten wird und einen ausführlichen Anteil an Edukation und Supervision beinhaltet. Es stellt sich die Frage, ob das Konzept auch in einer kürzeren Zeit den Patienten wirksam beeinflussen kann. So könnte das Hintergrundwissen aus der Fortbildung den Therapeuten bei der aktiven Übungstherapie bereits zu einer anderen Fokussierung leiten.

Zusammenfassend integriert das Konzept der Cognitive Functional Therapy die in dieser Arbeit im Kapitel 3.2 beschriebenen Anreize und adressiert die komplexen Einflussfaktoren bei der Chronifizierung von Schmerzen. Offen bleibt die Umsetzung und die Wirksamkeit bei der kurzen Behandlungszeit im deutschen physiotherapeutischen Alltag.

4.3 Neue Technologien

Einen Ausblick liefern Studien, die sich mit neuen Technologien wie einer App-basierten Nachversorgung von Personen mit persistierenden Schmerzen beschäftigen. Erinnerungen und Hinweise, die direkt auf das Mobiltelefon des Probanden geschickt werden, könnten die Motivation für heimbasierte Übungen erhöhen und Zeit für den Therapeuten einsparen. Allerdings wird auch hier das im Abschnitt 3.2.1 beschriebene Bedürfnis der individuellen Anpassung deutlich. Patienten motivierte in Erhebungen insbesondere eine individuelle Nachricht mit einem möglichen weiteren Austausch. Zudem brauchen ältere Leute ein anderes Feedback und andere Darstellungsformen als jüngere (Palazzo et al., 2016, S. 5-6; Stamm, Dahms & Müller-Werdan, 2020, S. 1). Wenn neue Technologien in Zukunft individueller zugeschnitten auf motivationale Faktoren eingehen, könnten diese die Bedürfnisse der Übenden befriedigen und die Adhärenz zu einer Bewegungstherapie erhöhen. Bisher können neue Technologien jedoch nicht die Patienten-Therapeuten-Beziehung ersetzen (Joelsson et al., 2017, S. 1; Palazzo et al., 2016, S. 6).

Als Resultat kann festgehalten werden, dass neue Technologien Potenzial haben, die Motivation der Patienten zur eigenständigen Ausführung von Bewegungsaufgaben zu erhöhen. Dabei muss beachtet werden, dass die in dieser Arbeit beschriebenen Wünsche von Patienten berücksichtigt werden müssen, wodurch unter anderem eine App-basierte Nachversorgung möglichst individuell gestaltet werden sollte.

Die aufgeführten Handlungsansätze zeigen Möglichkeiten auf, motivationale Faktoren für die Durchführung von Übungen bei Personen mit chronischen Schmerzen anzusprechen. Insbesondere das Konzept der Cognitive Functional Therapy integriert viele der in dieser Arbeit aufgeführten Förderfaktoren. Dennoch bleibt wie bei der motivierenden Gesprächsführung die Umsetzung in die kurze Behandlungszeit offen. Inwieweit einzelne Bestandteile oder gekürzte Programme einen Nutzen zeigen, müsste in deutschen Physiotherapiepraxen erhoben werden. Als Ausblick könnten neue Technologien zukünftig unterstützend wirken, ohne die Patienten-Therapeuten-Beziehung zu ersetzen.

5 Diskussion

Die vorliegende Arbeit konnte grundlegende Barrieren und Anreize für die Ausführung von Übungen und körperlicher Aktivität bei chronischen Schmerzpatienten identifizieren. Daraus kann nun für die einleitend formulierte Fragestellung abgeleitet werden, wie diese komplexen Einflussfaktoren adressiert und motivationale Anreize gefördert werden können. Der Patient spielt eine entscheidende aktive Rolle für das Endergebnis einer Versorgungsleistung (Schrappe & Pfaff, 2011, S. 6). Ein Trainingsprogramm und Hinweise zur körperlichen Aktivität sollten daher möglichst maßgeschneidert an den Übenden angepasst werden (Hurley et al., 2018, S. 1; Slade et al., 2014, S. 1). Ein vor der Therapie ausgefüllter Fragebogen könnte hilfreich sein, um diese relevanten Präferenzen und Erfahrungen zeiteffizient zu ermitteln (Schäfer, 2017, S. 6). Die Lebensumstände und die soziale Unterstützung sollten berücksichtigt werden, auch wenn diese nicht direkt beeinflussbar sind (Slade et al., 2014, S. 7-8). Der Therapeut kann somit beispielsweise den Umfang und die Struktur der Übungen an den Alltag des Patienten anpassen. Um eine höhere Priorisierung der Bewegungsaufgaben zu erreichen, könnten Kenntnisse der motivationalen Gesprächsführung hilfreich sein, da nachhaltige Reflexionsprozesse beim Patienten ausgelöst werden (Messner, 2018a, S. 53). Den Wert der Trainingstherapie können die Patienten ebenfalls durch eine ausführliche Edukation über die Effekte auf die individuelle Problematik erfahren. Bei den Erläuterungen ist gerade zu Anfang der Therapie entscheidend, dass die Erwartungshaltung nicht allein auf einer Reduktion der Schmerzen beruht. Zudem soll die Edukation dazu verhelfen, die Bedeutung von unspezifischen chronischen Schmerzen als Betroffener besser zu verstehen (Slade et al., 2014, S. 5-8). Daraus resultierend kann das Angstvermeidungsverhalten reduziert werden, wenn die Übenden erkennen, dass Schmerzen nicht grundsätzlich mit einer Gewebeschädigung zusammenhängen müssen (Hurley et al., 2018, S. 3; Boutevillain et al., 2017, S. 7). Eine Supervision durch einen Therapeuten kann dabei die Angst vor der Bewegung reduzieren (Slade et al., 2014, S. 7). Das Konzept der Cognitive Functional Therapy nutzt diesen Effekt, indem unter therapeutischer Anleitung Übungen mehrfach durchgeführt werden und dem Patienten aufgezeigt wird, dass er durch Entspannungstechniken seine Schmerzen währenddessen kontrollieren kann. Der Betroffene kann so die Angst vor der Bewegung durch die Verknüpfung mit positiven Erfahrungen reduzieren (O'sullivan et al., 2018, S. 11). Die Supervision sollte allerdings mit der Zeit reduziert werden, um das Selbstmanagement zu fördern (Boutevillain et al., 2017, S. 10). Bei der Betrachtung der Handlungsansätze ist die Umsetzung in den deutschen physiotherapeutischen Alltag kritisch zu hinterfragen. Eine Edukation kann beispielsweise nicht isoliert abgerechnet werden und der Patientenkontakt ist meist zu kurz, um auf die individuelle Problematik mit ausführlichen Erklärungen einzugehen (Schäfer, 2017, S. 6). Neue Technologien wie eine App-basierte Unterstützung könnten dabei Zeit einsparen. Der Wunsch nach Individualität und einem intensiven Kontakt bleibt allerdings bestehen (Palazzo et al., 2016, S. 6; Joelsson et al., 2017, S. 1).

Die Limitationen dieser Arbeit werden dahingehend deutlich, dass die Umsetzung in die zeitlich eng begrenzte Therapiezeit in Deutschland offenbleibt. Es stellt sich die Frage, ob durch einen vorher ausgehändigten Fragebogen und eine App-basierte Nachversorgung so viel Zeit eingespart werden kann, dass Konzepte wie die Cognitive Functional Therapy praktikabel werden. Dabei konnte in dieser Arbeit nicht grundsätzlich zwischen der ambulanten Physiotherapie und einer multimodalen Schmerztherapie unterschieden werden, da die vergleichenden Übersichtsarbeiten keine Differenzierung vorgenommen haben. Eine Unterscheidung ist dahingehend interessant, dass multimodale Programme eine Edukation besser als Grundbaustein integrieren können und die Umsetzungsproblematik insbesondere im ambulanten Sektor als zukünftige Fragestellung offen bleibt (Schäfer, 2017, S. 2). Eine Schmerzedukation wird in Deutschland auch über Bücher, Lektüren oder Informationsbroschüren vermittelt (Glier, 2019, S. 60-63). Dies könnte als zeitsparende Ressource im ambulanten Physiotherapiealltag genutzt werden. Dabei sollte der individuelle Nutzen genau erläutert werden, um die persönliche Relevanz für den Patienten zu erhöhen (Slade et al., 2014, S. 6). Der Fokus auf qualitative Erhebungen gewährleistet aufgrund geringer Probandenzahlen nicht zwingend die Generalisierbarkeit der in dieser Arbeit gewonnenen Erkenntnisse.

Gleichzeitig kann die Stärke dieser Arbeit darin gesehen werden, eine strukturierte und nachvollziehbare Literaturrecherche mit dem Fokus auf qualitative Erhebungen durchgeführt zu haben, da so die individuellen Anreize und Barrieren von Patienten erörtert werden konnten (Borgetto et al., 2007, S. 32). Gemäß des Throughput-Modells erfasst diese Arbeit, welche Ergebnisse den Patienten wirklich erreichen und wie die Wahrnehmung des Patienten die Effektivität der Intervention maßgebend beeinflusst (Pfaff, 2020, S. 2). Dahingehend war es für die Übertragbarkeit in den deutschen Physiotherapiealltag entscheidend, zusätzlich gezielt nach deutschen Erhebungen zu suchen, um eine mögliche Verzerrung zu vermeiden (Slade et al., 2014, S. 9). Eine weitere Stärke dieser Arbeit ist die Verknüpfung der Erkenntnisse über Anreize und Barrieren bei chronischen Schmerzpatienten mit möglichen Handlungsansätzen. Die Umsetzbarkeit wurde dabei kritisch hinterfragt und die Wirksamkeit unter Alltagsbedingungen erörtert.

Als Konsequenz für die Behandlung von persistierenden Schmerzen ergibt sich aus dieser Arbeit, dass das Adressieren von psychosozialen Faktoren sowie die Verbesserung von kommunikativen Fähigkeiten die Adhärenz für eine Übungstherapie steigern könnte. Die Umsetzung in der ambulanten Physiotherapie erfordert ein strukturiertes Zeitmanagement wie beispielsweise eine zeitsparende Erfassung der Präferenzen und Erfahrungen durch einen Fragebogen, welcher bereits vor der Therapie ausgehändigt wird. Außerdem sollte eine Balance zwischen der engen Zusammenarbeit mit dem Therapeuten und einem Selbstmanagement durch den Patienten beachtet werden.

In der Forschung sollte eine Differenzierung zwischen multimodalen Programmen und einer reinen physiotherapeutischen Behandlung ermöglicht werden, um genauere Implikationen für die Praxis abzuleiten. Dabei sollten neben quantitativen Studien auch qualitative Studien einbezogen werden, um die Versorgung von Personen mit persistierenden Schmerzen im ambulanten als auch im multimodalen Sektor zu verbessern. Da systematische Übersichtsarbeiten bei der Literaturrecherche gefunden werden konnten, sind ausreichend viele Erhebungen zu qualitativen Studien vorliegend, um durch eine vergleichende Betrachtung grobe Rückschlüsse für die physiotherapeutische Praxis darzulegen. Zukünftig sollten weitere Übersichtsarbeiten die Erkenntnisse über die stärksten Barrieren und Förderfaktoren für die Durchführung von Übungen vergleichend erörtern. Das Ziel sollte anschließend sein, die Haupterkenntnisse insbesondere in den ambulanten Sektor zu implementieren.

Literaturverzeichnis

Alperstein, D. & Sharpe, L. (2016). The efficacy of motivational interviewing in adults with chronic pain: A meta-analysis and systematic review. *Journal of Pain, 17*(4), 393-403. https://doi.org/10.1016/j.jpain.2015.10.021

Borgetto, B., Born, S., Bünemann-Geißler, D., Düchting, M., Kahrs, A.-M., Kasper, N., Menzel, M., Netzband, A., Reichel, K., Reßler, W., Schmidt, M., Seiferth, W., Thieme, H. & Winkelmann, B. (2007). Die Forschungspyramide - Diskussionsbeitrag zur Evidenz-basierten Praxis in der Physiotherapie. *Physioscience, 3*(1), 27–34. https://doi.org/10.1055/s-2007-962884

Boutevillain, L., Dupeyron, A., Rouch, C., Richard, E. & Coudeyre, E. (2017). Facilitators and barriers to physical activity in people with chronic low back pain: A qualitative study. *PLOS ONE, 12*(7). https://doi.org/10.1371/journal.pone.0179826

Bunzli, S., Smith, A., Watkins, R., Schütze, R. & O'Sullivan, P. (2015). What do people who score highly on the Tampa Scale of kinesiophobia really believe? A mixed methods investigation in people with chronic nonspecific low back pain. *Clinical Journal of Pain, 31*(7), 621–632. https://doi.org/10.1097/AJP.0000000000000143

Butler, D. S. & Moseley, G. L. (2016). *Schmerzen verstehen* (3. Auflage). Berlin: Springer-Verlag.

Cowell, I., O'Sullivan, P., O'Sullivan, K., Poyton, R., McGregor, A. & Murtagh, G. (2018). Perceptions of physiotherapists towards the management of non-specific chronic low back pain from a biopsychosocial perspective: A qualitative study. *Musculoskeletal Science and Practice, 38*, 113–119. https://doi.org/10.1016/j.msksp.2018.10.006

Cowell, I., O'Sullivan, P., O'Sullivan, K., Poyton, R., McGregor, A. & Murtagh, G. (2019). The perspectives of physiotherapists on managing nonspecific low back pain following a training programme in cognitive functional therapy: A qualitative study. *Musculoskeletal Care, 17*(1), 79–90. https://doi.org/10.1002/msc.1370

Geneen, L. J., Moore, R. A., Clarke, C., Martin, D., Colvin, L. A. & Smith, B. H. (2017). Physical activity and exercise for chronic pain in adults: An overview of Cochrane Reviews. *Cochrane Database of Systematic Reviews, 1*(1). https://doi.org/10.1002/14651858.CD011279.pub3

Glier, B. (2019). *Chronische Schmerzen bewältigen.* (3. Auflage). Stuttgart: Klett-Cotta.

Holmberg, C., Farahani, Z. & Witt, C. M. (2016). How do patients with chronic neck pain experience the effects of qigong and exercise therapy? A qualitative interview study. *Evidence-based Complementary and Alternative Medicine.* https://doi.org/10.1155/2016/8010891

Hurley, M., Dickson, K., Hallett, R., Grant, R., Hauari, H., Walsh, N., Stansfield, C. & Oliver, S. (2018). Exercise interventions and patient beliefs for people with hip, knee or hip and knee osteoarthritis: A mixed methods review. *Cochrane Database of Systematic Reviews, 4*(4). https://doi.org/10.1002/14651858.CD010842.pub2

Joelsson, M., Bernhardsson, S. & Larsson, M. E. H. (2017). Patients with chronic pain may need extra support when prescribed physical activity in primary care: A qualitative study. *Scandinavian Journal of Primary Health Care, 35*(1), 64–74. https://doi.org/10.1080/02813432.2017.1288815

Karlsson, L., Gerdle, B., Takala, E. P., Andersson, G. & Larsson, B. (2018). Experiences and attitudes about physical activity and exercise in patients with chronic pain: A qualitative interview study. *Journal of Pain Research, 11,* 133–144. https://doi.org/10.2147/JPR.S149826

Bundesärztekammer (BÄK), Kassenärztliche Bundesvereinigung (KBV), Arbeitsgemeinschaft der Wissenschaftlichen Medizinischen Fachgesellschaften (AWMF). (2017). *Nationale VersorgungsLeitlinie Nicht-spezifischer Kreuzschmerz – Langfassung* (2. Auflage). Zugriff am 01.07.2021. Verfügbar unter https://www.leitlinien.de/nvl/kreuzschmerz

Messner, T. (2018a). Motivierende Gesprächsführung in der Physiotherapie. *Zeitschrift für Physiotherapeuten, 70*(3), 50-53. München: Richard Pflaum Verlag.

Messner, T. (2018b). Motivational Interviewing in der Sport- und Bewegungstherapie - ein Ansatz zur Förderung der intrinsichen Motivation. *Bewegungstherapie & Gesundheitssport, 34*(4), 186-193. Stuttgart: Georg Thieme Verlag.

Miller, W. R., Rollnick, S. (2013). *Motivierende Gesprächsführung* (3. Auflage.). Freiburg: Lambertus-Verlag.

Morin Chabane, S., Coutinho, F., Laliberte, M. & Feldman, D. (2020). Outpatient physiotherapists' attitudes and beliefs toward patients with chronic pain: A qualitative study. *Physiotherapy Theory and Practice, 36*(1), 85–94. https://doi.org/10.1080/09593985.2018.1481161

De Oliveira, B. I. R., Smith, A. J., O'Sullivan, P. P. B., Haebich, S., Fick, D., Khan, R. & Bunzil, S. (2020). 'My hip is damaged': A qualitative investigation of people seeking care for persistent hip pain. *British Journal of Sports Medicine, 54*(14), 858–865. https://doi.org/10.1136/bjsports-2019-101281

O'Sullivan, P. B., O'keeffe, M., Smith, A., Dankaerts, W. & O'Sullivan, K. (2018). *Physical Therapy, 98*(5), 408-432.
https://doi.org/10.1093/ptj/pzy022

Palazzo, C., Klinger, E., Dorner, V., Kadri, A., Thierry, O., Boumenir, Y., Martin, W., Poiraudeau, S. & Ville, S. (2016). Barriers to home-based exercise program adherence with chronic low back pain: Patient expectations regarding new technologies. *Annals of Physical and Rehabilitation Medicine, 59*(2), 107–113.
https://doi.org/10.1016/j.rehab.2016.01.009

Pfaff, H. (2020). Was ist Versorgungsforschung? Definition, Versorgungsmodell, Akteure und Praxisbeispiele. Zugriff am 01.07.2021. Verfügbar unter https://www.researchgate.net/publication/345035616_Was_ist_Versorgungsforschung_Definition_Versorgungsmodell_Akteure_und_Praxisbeispiele

Schäfer, B. (2017). Barrieren und Förderfaktoren der eigenständigen Durchführung von Übungen. *Physioscience, 13*(01), 17-24.
https://doi.org/10.1055/s-0035-1567153

Schrappe, M. & Pfaff, H. (2011). *Lehrbuch Versorgungsforschung*. Stuttgart: Schattauer GmbH.

Schrappe, M. & Pfaff, H. (2016). Versorgungsforschung vor neuen Herausforderungen: Konsequenzen für Definition und Konzept. *Gesundheitswesen, 78*(11), 689–694. Stuttgart: Georg Thieme Verlag.
https://doi.org/10.1055/s-0042-116230

Schrappe, M. & Pfaff, H. (2017). *Lehrbuch Versorgungsforschung* (2. Auflage). Stuttgart: Schattauer GmbH.

Slade, S. C., Patel, S., Psychol, C., Underwood, M. & Keating, J. L. (2014). What are patient beliefs and perceptions about exercise for nonspecific chronic low back pain? A systematic review of qualitative studies. *Clinical Journal of Pain, 30*(11), 995-1005.
https://doi.org/10.1097/AJP.0000000000000044

Stamm, O., Dahms, R. & Müller-Werdan, U. (2020). Virtual reality in pain therapy: A requirements analysis for older adults with chronic back pain. *Journal of NeuroEngineering and Rehabilitation, 17*(1).
https://doi.org/10.1186/s12984-020-00753-8

Vader, K., Doulas, T., Patel, R. & Miller, J. (2019). Experiences, barriers, and facilitators to participating in physical activity and exercise in adults living with chronic pain: A qualitative study. *Disability and Rehabilitation*.
https://doi.org/10.1080/09638288.2019.1676834

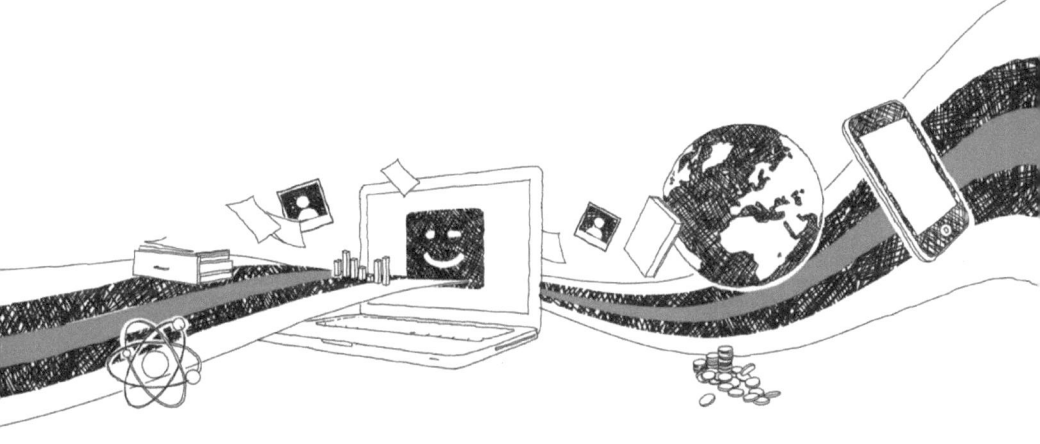
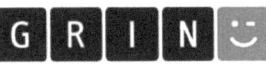